BEI GRIN MACHT SICH IHR
WISSEN BEZAHLT

AF167948

- Wir veröffentlichen Ihre Hausarbeit,
  Bachelor- und Masterarbeit

- Ihr eigenes eBook und Buch -
  weltweit in allen wichtigen Shops

- Verdienen Sie an jedem Verkauf

Jetzt bei www.GRIN.com hochladen
und kostenlos publizieren

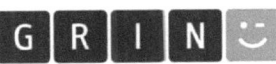

Bibliografische Information der Deutschen Nationalbibliothek:

Die Deutsche Bibliothek verzeichnet diese Publikation in der Deutschen National-
bibliografie; detaillierte bibliografische Daten sind im Internet über http://dnb.d-
nb.de/ abrufbar.

Impressum:

Copyright © 2017 GRIN Verlag
Druck und Bindung: Books on Demand GmbH, Norderstedt Germany
ISBN: 9783346128096

Dieses Buch bei GRIN:

https://www.grin.com/document/517349

Benjamin Schmidt

Anatomie und Physiologie des Herzens und des Kreislaufsystems

GRIN Verlag

GRIN - Your knowledge has value

Der GRIN Verlag publiziert seit 1998 wissenschaftliche Arbeiten von Studenten, Hochschullehrern und anderen Akademikern als eBook und gedrucktes Buch. Die Verlagswebsite www.grin.com ist die ideale Plattform zur Veröffentlichung von Hausarbeiten, Abschlussarbeiten, wissenschaftlichen Aufsätzen, Dissertationen und Fachbüchern.

Besuchen Sie uns im Internet:

http://www.grin.com/

http://www.facebook.com/grincom

http://www.twitter.com/grin_com

Anatomie und Physiologie des Herzens und Kreislaufsystems

Gliederung

1. Definition

2. Lage und physiologische Kennzahlen

3. Schichten / Klappen / Herzkranzgefäße

4. Körperkreislauf / Lungenkreislauf

5. Systole / Diastole

6. Erregungsbildungs- und Leitsystem

7. Brutdruck (Entstehung und Normwerte)

8. Gefäße

9. Quellenangabe

1. Definition

- Die lateinische Bezeichnung für das Herz ist Cor

- Spricht man vom pathologischem Herzen meint man die Kardia

- Die Lehre von Struktur, Funktion und Erkrankung des Herzens ist die Kardiologie

2. Lage und Kennzahlen

* Generell gilt je größer ein Lebewesen, desto niedriger die Herzfrequenz.

* Der Blauwal z.B. hat eine Herzfrequenz in Ruhe von 6 Schlägen/min

* Die Etruskerspitzmaus von ca. 1000/min

* Ausnahme Giraffe ca. 170 Schläge/min

2. Lage und Kennzahlen

Kennzahlen beim menschlichen Herzen
(Groos 2016, 63ff)

Länge : 15cm

Gewicht : 300g

Schlagvolumen : 70 ccm/140ccm Anstrengung

Minutenvolumen : 4,9 L/min in Ruhe

Minutenvolumen: 25 L/ min bei Anstrengung

Puls i. R. 70 Schläge   Anstrengung.: 200 Sch/min

2. Lage und Kennzahlen

Anatomische Lage des Herzens (Groos 2016, 63ff)

Das Herz liegt innerhalb des Herzbeutels.

- Seitlich begrenzen die rechte und linke Lunge

das Herz, getrennt durch das Brustfell.

- Das Herz sitzt dem Zwerchfell auf, welches mit
dem Herzbeutel verwachsen ist.

- Vor dem Herzen liegt das Brustbein. Zwischen
dem Brustbein und Herzen liegt der Thymus.

<u>Koronararterien:</u> (Groos 2016, 63ff)

- Aus dem Anfangsteil der Aorta entspringt die rechte und linke Herzkranzarterie. Sie versorgen den Herzmuskel mit Blut.

- Die linke Kranzarterie versorgt die Vorderseite des Herzens.

- Die rechte Kranzarterie versorgt die rechte Herzkammer und einen Teil des Erregungssystems.

Koronararterien

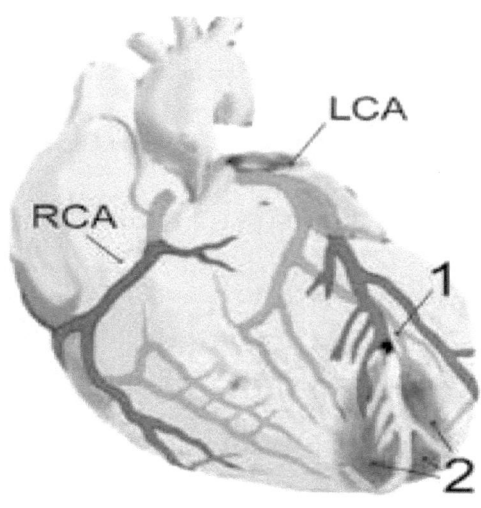

http://www.medizin-2000.de/herzkrankheiten/

3. Schichten/Klappen/Herzkranzgefäße

Koronarvenen: (Huch; Jürgens 2015, 42ff)

·Es gibt 3 große Koronarvenen, die in den rechten Vorhof münden und das O2- arme Blut aus dem Herzmuskel abführen.

·Die große Vene verläuft auf der Vorderseite, die mittlere auf der Hinterseite und die V. cordis parva am rechten Herzrand.

Herzklappen

- Die Herzkammern wirken wie Ventile und verhindern einen Rückstrom des Blutes in die falsche Richtung. (Schweizerische Herzstiftung 2017, 3ff)

- Jede Herzhälfte hat eine Segelklappe und eine Taschenklappe (Huch; Jürgens 2015, 42ff).

- Die Segelklappen liegen zwischen Vorhof und Kammer und heißen Trikuspidalklappe (re) und Mitralklappe (li).

Herzklappen

·Die Taschenklappen liegen zwischen Kammer und Ausströmgefäß und heißen Pulmonalklappe (re) und Aortenklappe (li)

·Wenn sich die Herzklappen nicht mehr richtig öffnen können, spricht man von einer Stenose.

·Wenn sich die Herzklappen nicht mehr richtig schließen von einer Insuffizienz.

Herzklappen

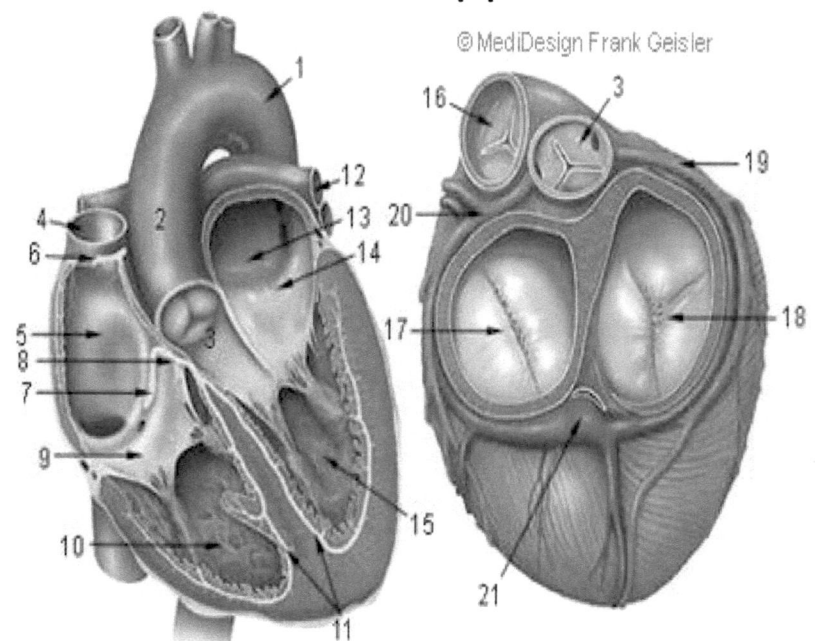

© MediDesign Frank Geisler

Schichten

Aufbau der Herzwand: (Keller; Menche 2017, 11ff)

Endokard (Innenhaut) : kleidet den gesamten Innenraum des Herzens, einschließlich der Klappen aus. Ca. 1mm

Myokard (Muskelschicht) : in den Vorhöfen ca. 1mm, li Ventrikel ca. 8-11mm, re Ventrikel ca. 3mm, Muskelgewebe das nur im Herz vorkommt.

Epikard (Außenhaut) ca. 1mm. Es ist fest mit dem Myokard verbunden. Es besteht aus einer Fett-schicht unter der die Kranzgefäße verlaufen.

Umschlossen wird das Herz vom Perikard (Herzbeutel) ca. 1mm

Schichten

·Zwischen Epikard und Perikard liegt ein mit Luft gefüllter Spaltraum.

·Der Herzbeutel ist ein bindegewebsartiger Sack. Er umgibt das Herz mit einer Gleitschicht, die für freie Bewegungsmöglichkeit sorgt.

·Die untere Seite ist mit dem Zwerchfell verwachsen, so dass die Bewegungen des Zwerchfells bei der Atmung auf das Herz übertragen werden.

4. Körperkreislauf/Lungenkreislauf

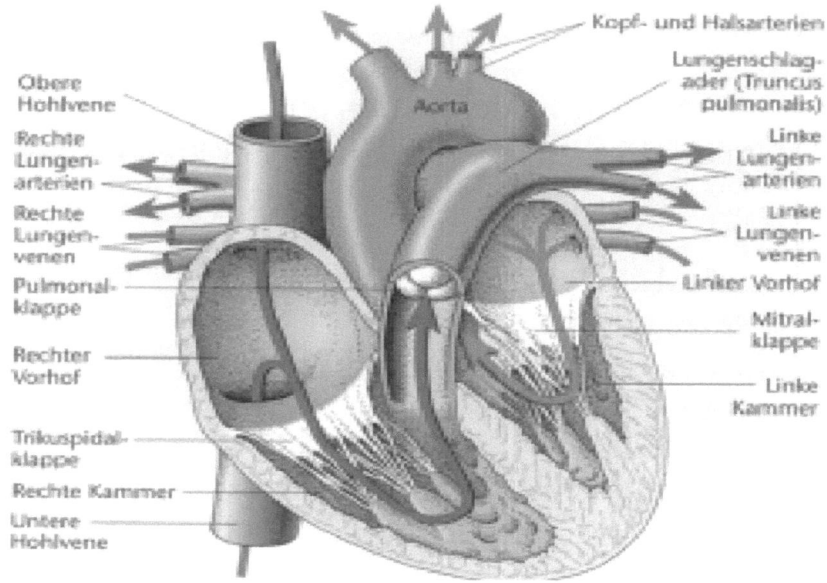

Obere Hohlvene

Rechte Lungen-arterien

Rechte Lungen-venen

Pulmonal-klappe

Rechter Vorhof

Trikuspidal-klappe

Rechte Kammer

Untere Hohlvene

Aorta

Kopf- und Halsarterien

Lungenschlag-ader (Truncus pulmonalis)

Linke Lungen-arterien

Linke Lungen-venen

Linker Vorhof

Mitral-klappe

Linke Kammer

http://www.medizin-2000.de/herzkrankheiten/

Lungenkreislauf

Als Lungenkreislauf (oder kleiner Kreislauf) wird der Abschnitt bezeichnet , der das Blut vom Herzen zur Lunge bringt und wieder zurück. (Menche 2011, 77ff)

- Das O2-arme Blut wird von der rechten Herzkammer über den Lungenstamm (rechte und linke Lungenarterie) in die Lunge geleitet.

- Dort findet der Gasaustausch statt (Diffusion).

- Das Blut gibt CO2 ab und nimmt O2 auf.

Lungenkreislauf

- Das O2 reiche Blut fließt jetzt wieder über zwei rechte und linke Lungenvenen zum linken Vorhof.

- Neben den Lungenarterien wird die Lunge auch durch Bronchialarterien versorgt, welche diese selbst mit O2-reichem Blut aus den Abgängen der Aorta versorgen.

- Der RR liegt hier bei ca. 20/8mm Hg.

Körperkreislauf

Der Körperkreislauf (großer Kreislauf) beginnt mit der Austreibung des O2-reichen Blutes aus der linken Herzkammer in die Körperschlagader

(Aorta). (Köther 2003, 255ff)

- Die Aorta teilt sich in mehrere Arterienäste (Arteriolen), die dann in die Kapillaren übergehen.

- In ihnen findet der Austausch von O2, Nährstoffen und Stoffwechselendprodukten statt.

Körperkreislauf

- Die Kapillaren gehen in die Venolen über, die das O2-arme Blut in die großen Venen (obere und untere Hohlvene) leiten.

- Diese führen das Blut zum Herz zurück in den rechten Vorhof.

5. Systole/Diastole

*Systole: Kontraktion der Kammermuskulatur

(Entspannung der Vorhöfe) (Köther 2003, 255ff)

Anspannungsphase: Verschluss der Segelklappen. Taschenklappen sind noch geschlossen. RR- Anstieg in den Kammern

1.Austreibungsphase: Öffnung der Taschenklappen. Das Blut wird aus den Kammern in die Gefäße gepresst.

5. Systole/Diastole

* Diastole: Erschlaffung der Kammermuskulatur

(Zusammenziehen der Vorhöfe) (Köther 2003, 255ff)

3. Erschlaffungsphase (Verschluss der Taschenklappen, Segelklappen sind noch geschlossen. Der Druck in den Kammern sinkt

(Unterdruck)

4. Kammerfüllungsphase: Die Segelklappen sind geöffnet. Das Blut strömt aus den Vorhöfen in die Kammern.

5. Systole/Diastole

·Die Tätigkeit des Herzens lässt sich mit dem Stethoskop abhören.

·Erster dumpfer Herzton: beginnende Kammersystole, Schluss der Segelklappen

·Zweiter heller, kurzer Herzton : durch das Zuschlagen der Taschenklappen

5. Systole/Diastole

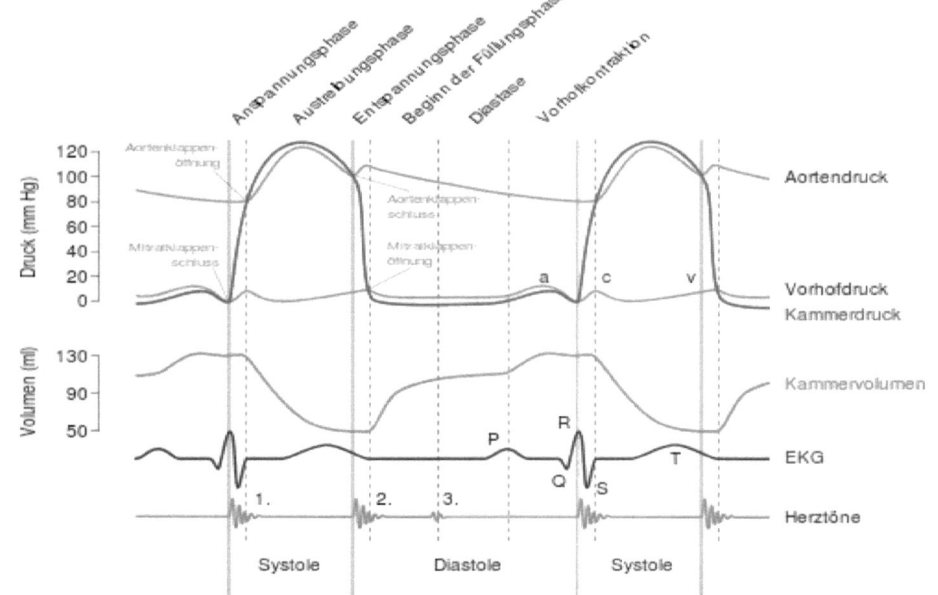

---

6. Erregungsbildungs- und Leitsystem

·Erregungsbildungs- und Leitsystem bestehen aus speziellen Herzmuskelzellen, welche die elektrischen Signale weiterleiten und somit die Pumpleistung des Herzens regulieren. (Menche 2011, 77ff)

·Als primärer Schrittmacher gilt der Sinusknoten (60-80 Erregungen). Er liegt in

der Wand des rechten Vorhofs. Von dort aus

beginnt die Erregung.

6. Erregungsbildungs- und Leitsystem

·Der sekundäre Schrittmacher ist der Atrioventrikularknoten (AV- Knoten). Falls der Sinusknoten ausfällt, übernimmt der AV- Knoten die Erregungsbildung mit 40-50 Erregungen. Im gesunden Herzen wird diese Frequenz vom Sinus übertroffen und er kommt nicht zum Einsatz. (Menche 2011, 77ff)

·Dann gehen die Erregungen weiter zum His-Bündel (nach Wilhelm His)

6. Erregungsbildungs- und Leitsystem

·Es gilt als tertiärer Schrittmacher und kann noch 20-30 Erregungen bringen.

·Der gemeinsame Stamm des His-Bündels teilt sich in 3 Äste auf. Zwei linke und einen rechten Tawara- Schenkel (nach Sunao Tawara).

·Ist die Erregungsleitung in einem Schenkel unterbrochen spricht man von einem Rechts-oder Linksschenkelblock.

6. Erregungsbildungs- und Leitsystem

·An der Herzspitze teilen sich die Schenkel in die Purkinje- Fasern auf (nach Evangelista Purkinje)

·Diese treten in Kontakt mit den Herzmuskelfasern der Arbeitsmuskulatur.

·Sinusarrest : Ausfall der Erregungsbildung am Sinusknoten. Wird mit Schrittmacher behoben.

---

6. Erregungsbildungs- und Leitsystem

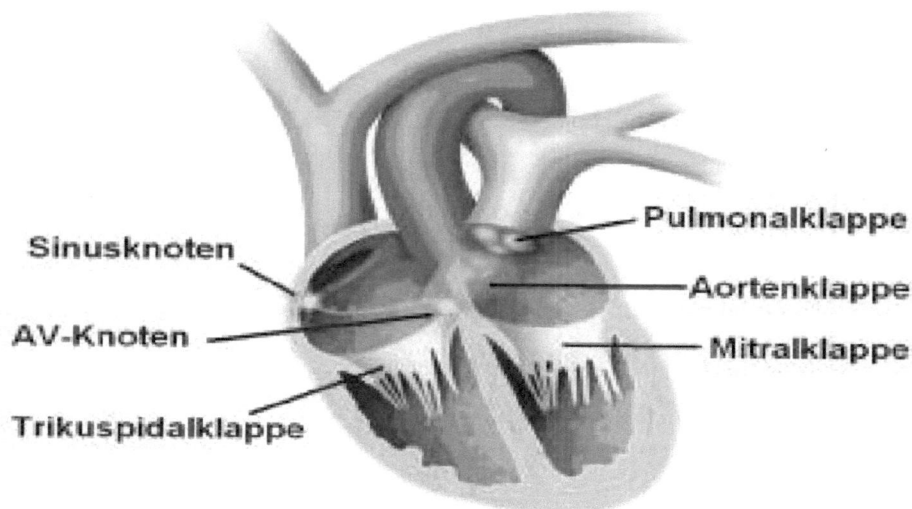

http://www.medizinfo.de/kardio/herzrhythmus/erregungsleitung.shtml

7. Blutdruck

· Der Blutdruck ist die Kraft die das Blut auf die Gefäßwand aus übt. Meist werden damit die großen Arterien gemeint. (Menche 2011, 77ff)

· Er wird in mm Hg gemessen und liegt im Idealfall bei 120/80.

· Er wird meist in der Brachialarterie des Oberarms gemessen und mit RR abgekürzt nach Riva Rocci

· Der Zentralvenöse Druck ist auch von medizinischem Interesse

7. Blutdruck

· Der obere Druck ist der systolische Wert und der untere Druck ist der diastolische Wert

· Amplitude ist die Differenz zwischen systolischem und diastolischem Druck

· Die mittleren Druckangaben entsprechen denen im Liegen

· *Systolischer Druck: max. Druck während der Herzkammersystole* (Menche 2011, 77ff)

· *Diastolischer Druck: minimaler Druck während der Herzkammerdiastole. Maß für die Dauerbelastung der Gefäßwände.* (Menche 2011, 77ff)

7. Blutdruck

<u>Die Blutdruckhöhe hängt an vom:</u> (Schwegler 2016, 302ff)

- Herz –Zeit- Volumen (Menge, die das Herz in einer Minute ausstößt)

- Blutvolumen

- Widerstand der Gefäße

Der RR ist örtlich unterschiedlich. In den Beinarterien systolische Werte über 200mm Hg und im Lungenkreislauf ca. 20mm Hg

Regulation des Blutdruckes

* Aorta und Halsschlagadern besitzen druckempfindliche Sinneszellen, die eine Dehnung bei Blutdruckerhöhung wahrnehmen.

* Im verlängertem Mark des Gehirns wird bei hohem RR das Kreislaufzentrum gehemmt und die Aktivität des Sympathikus gesenkt. Die Gefäße erschlaffen, Schlagvolumen und Frequenz sinken. Der RR fällt ab. (Schwegler 2016, 302ff)

* Bei zu niedrigem RR verstärkt das Kreislaufzentrum die Aktivität des Sympathikus und der RR steigt.

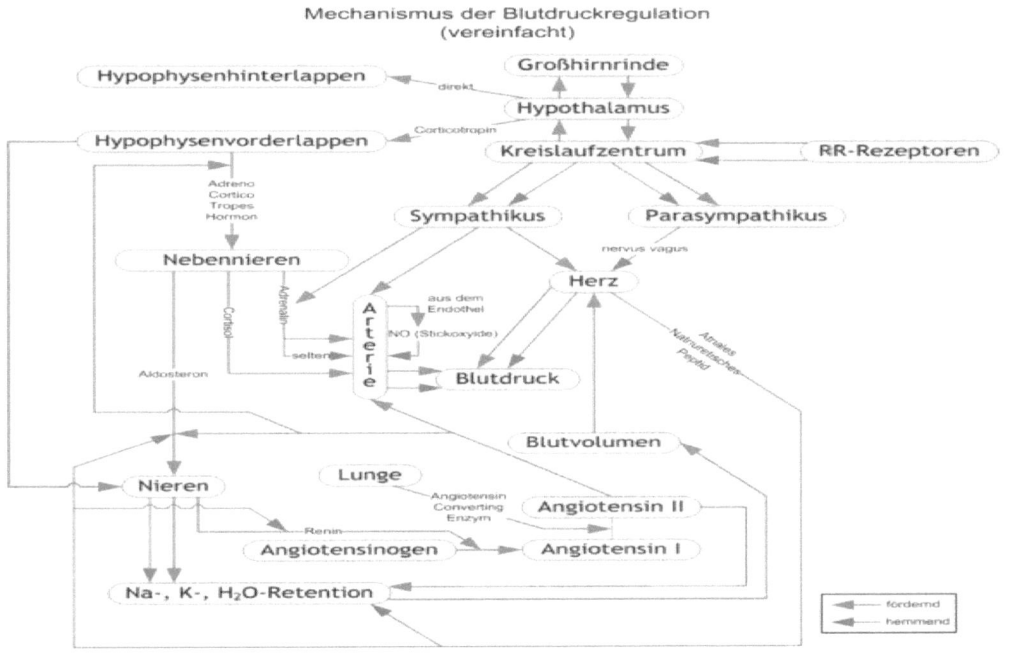

Mechanismus der Blutdruckregulation
(vereinfacht)

http://www.wikiwand.com/de/Blutdruck

Physiologie der Blutströmung

·Das Blut fließt von zentralen Regionen mit hohem Druck in periphere Regionen mit wenig Druck.

·Die Fließgeschwindigkeit ist abhängig von Blutdruck und Strömungswiderstand.

·Der Strömungswiderstand ist abhängig von Länge und Durchmesser des Gefäßes und Viskosität (Zähigkeit) des Blutes. (Schwegler 2016, 302ff)

Physiologie der Blutströmung

·Der Strömungswiderstand sinkt durch Gefäßerweiterung (Dilatation)- Gewebe-durchblutung nimmt zu.

·Der Strömungswiderstand steigt durch Gefäßverengung (Konstriktion)- Gewebe-durchblutung nimmt ab. (Schwegler 2016, 302ff)

·Die Viskosität ist abhängig von dem Verhältnis zwischen festen und flüssigen Bestandteilen.

Normwerte/ Hypertonie

·Man unterscheidet die blutige arterielle Messung (auf Intensivstationen) von der unblutigen Messung. (Lang; Lang 2007, 42ff)

·Der RR kann manuell oder digital ermittelt werden.

·Optimal : 120/80   normal: 130/85

·Grenzwertig: 130-139/85-89

·Hypertonie Grad 1: 140-159/90-99

·Hypertonie Grad 2: 160-179/100-109

·Hypertonie Grad 3: mehr wie 180/110

Hypotonie

·Hypotonie:

Von Niederdruck spricht man je nach Literatur ab einem Wert kleiner als 110-90/70-60

8.Gefäße

·**Arterie**: Blutgefäß, welches das Blut vom Herzen wegführt. Die großen Arterien werden auch als Schlagadern bezeichnet, weil man den Pulsschlag spüren kann. (Groos 2016, 63ff)

- Arterien enthalten O2- reiches Blut. Nur im

Lungenkreislauf enthalten sie O2- armes Blut.

- Die Aorta hat einen Durchmesser von ca. 3cm.

Die Arterie besteht aus 3 Wandschichten: (Lang; Lang 2007, 42ff)

* Tunica intima: besteht aus Endothel (flache

Zellen) und elastischer Membran

* Tunica media: besteht aus glatten Muskelzellen

und elastischen Fasern.

* Tunica externa : besteht aus Bindegewebe. Sie ist die

8. Gefäße

- Arterien werden eingeteilt in den <u>elastischen Typ (z.B. Aorta)</u> und in den <u>muskulären Typ (Arterien der Peripherie)</u>

- Arterien vom *elastischen Typ* leisten einen wichtigen Beitrag zur gleichmäßigen Funktion des Kreislaufs. Sie werden bei der Systole gedehnt und ziehen sich während der Diastole zusammen. --- *Windkesselfunktion---*

- Bei Arterien vom *muskulären Typ* überwiegen die glatten Muskelzellen. Sie können die Weite ihres *Lumens* verändern und beeinflussen damit die *Organdurchblutung.* (Lang; Lang 2007, 42ff)

8. Gefäße

- Die Kapillaren sind mikroskopisch kleine Gefäße, die die Arterien mit den Venen verbinden. Sie sind im Körper netzartig verteilt.

- Der Blutstrom ist langsam. Die Kapillarwände sind *dünn* und ermöglichen den *Austausch von Substanzen.*

- Die Kapillaren sind sehr empfindlich gegenüber Druck von außen (Dekubitusgefahr)

8. Gefäße

·In den Venen ist der Druck niedriger als in den Arterien. Die Gefäßwände sind *dünner* als bei den *Arterien*. (Groos 2016, 63ff)

·Die Venen haben ebenfalls **3 Wandschichten:**

Tunica intima: bildet in den kleinen und

mittelgroßen Venen Klappen

Tunica media: die Muskelschicht ist dünner als

bei den Arterien.

Tunica externa: Die Muskelschicht ist dicker

als bei den Arterien

8. Gefäße

·Zwei bis drei <u>Venenklappen</u> bilden ein Ventil, welches verhindert, dass das Blut in die falsche Richtung zurückfließt.

·Unterstützt wird dieses System von der <u>Muskel-Venen- Pumpe</u>.

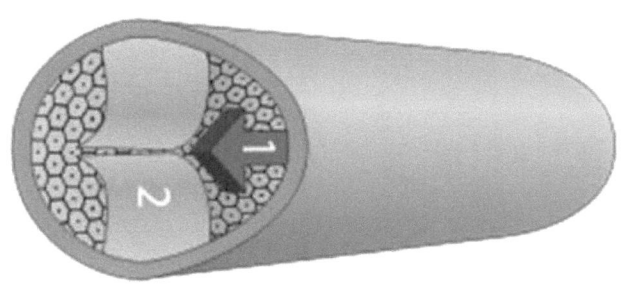

9. Quellenangaben

Groos, B. (2016): Arbeitsbuch: Mensch. Körper. Krankheit. Biologie. Anatomie. Physiologie. 7. Auflage. München: Urban und Fischer.

Huch, R.; Jürgens, K.D. (2015): Mensch, Körper, Krankheit. Anatomie, Physiologie, Krankheitsbilder. 7. Auflage. München. Urban und Fischer.

Keller, C.; Menche, N. (2017): Pflegen: Gesundheits- und Krankheitslehre. Elsevier Verlag.

Köther, I. (2003): Altenpflege professionell. TIEMEs Altenpflege, 2. Auflage. Georg Thieme Verlag.

Lang, F.; Lang, P. (2007): Basiswissen Physiologie. 2. Auflage. Physiologie- Der Mensch im Mittelpunkt. Heidelberg: Springer Verlag

9. Quellenangaben

Menche, N. (2011): Pflege heute. Lehrbuch für Pflegeberufe. 5. Auflag

Schwegler, J.S. (2016): Der Mensch. Anatomie und Physiologie. 6. Aufl:

Schweizerische Herzstiftung (2017): Aktiv gegen Herzkrankheiten und

9. Quellenangaben

Links zu Bildern:

http://www.medizin-2000.de/herzkrankheiten/

http://www.anatomie-online.com/Seiten/archv002.html

https://biology.stackexchange.com/questions/31681/how-long

http://www.wikiwand.com/de/Blutdruck

http://www.medizinfo.de/kardio/herzrhythmus/erregungsleitun

https://de.wikipedia.org/wiki/Venenklappe

BEI GRIN MACHT SICH IHR WISSEN BEZAHLT

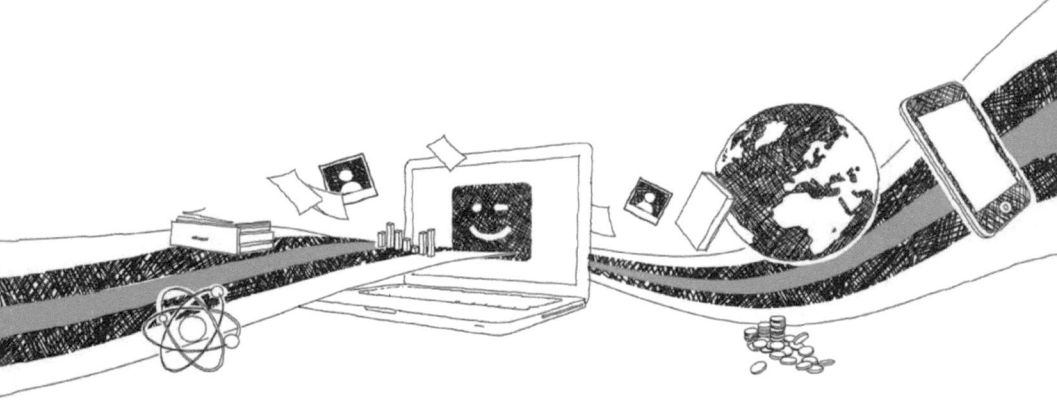

- Wir veröffentlichen Ihre Hausarbeit,
  Bachelor- und Masterarbeit

- Ihr eigenes eBook und Buch -
  weltweit in allen wichtigen Shops

- Verdienen Sie an jedem Verkauf

Jetzt bei www.GRIN.com hochladen
und kostenlos publizieren

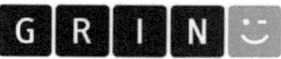